I0000546

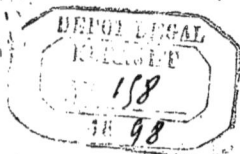

UNIVERSITÉ
MONTPELLIER

MONTPELLIER

Dʳ A. BRIOLE

CONTRIBUTION

A L'ÉTUDE DES

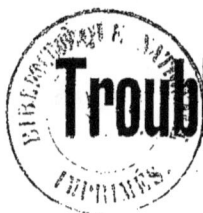

Troubles cardio-vasculaires

DANS

LE TYPHUS EXANTHÉMATIQUE

(Epidémie algéroise de 1898)

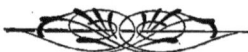

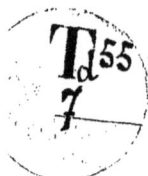

MONTPELLIER

IMPRIMERIE DE LA MANUFACTURE DE LA CHARITÉ

1898

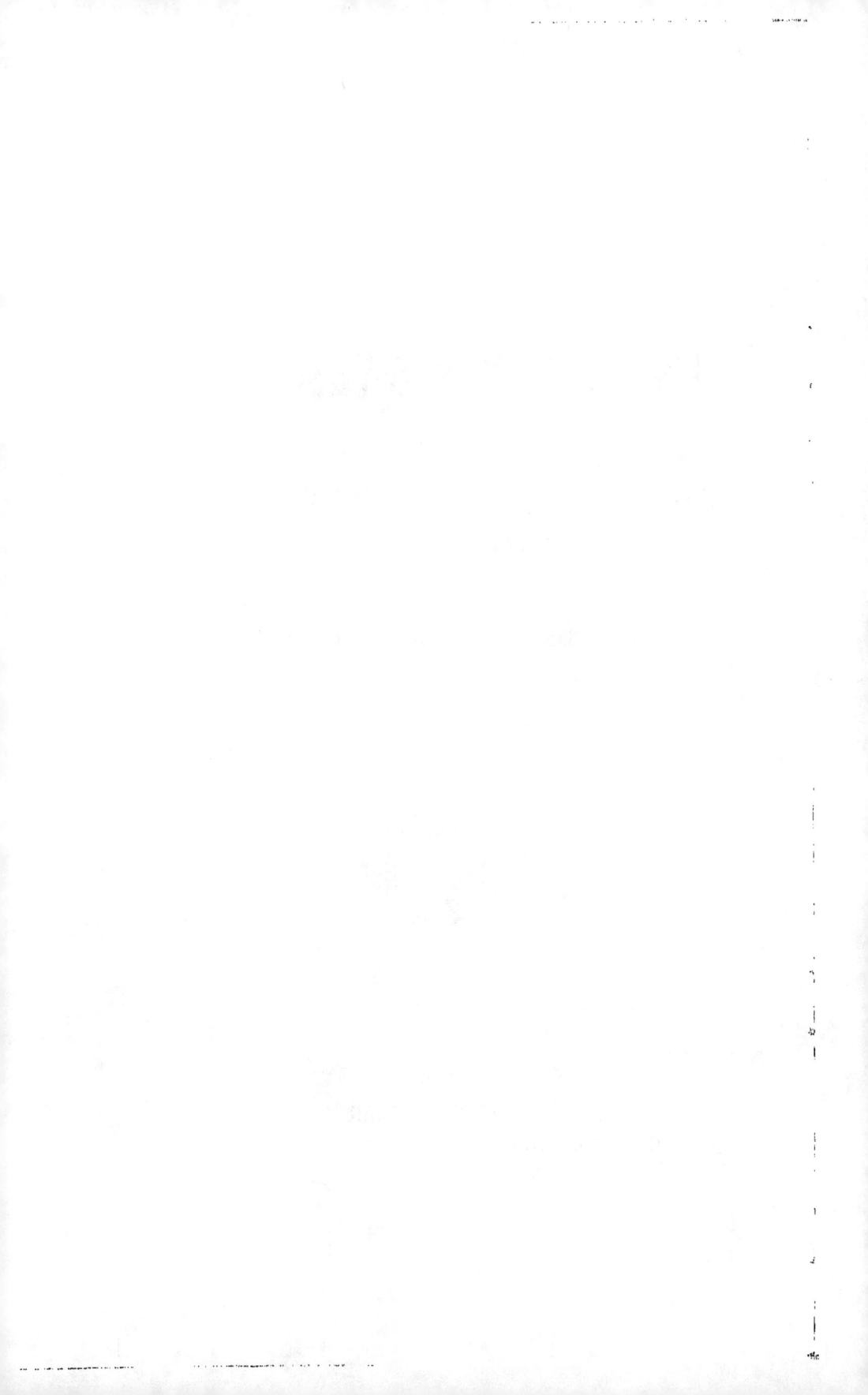

CONTRIBUTION

A L'ÉTUDE DES

Troubles cardio-vasculaires

DANS

LE TYPHUS EXANTHÉMATIQUE

(Épidémie algéroise de 1898)

Par le Docteur BRIOLE Alexandre-Victor

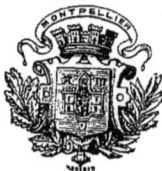

MONTPELLIER
IMPRIMERIE DE LA MANUFACTURE DE LA CHARITÉ
—
1898

Td 55
77

A LA MÉMOIRE DE MA MÈRE

A MON PÈRE

A MES FRÈRES

A. BRIOLE

A MES MAITRES ALGÉRIENS

A MES MAITRES

DE LA FACULTÉ DE MÉDECINE DE MONTPELLIER

A. BRIOLE

A MON PRÉSIDENT DE THÈSE

M. le Docteur CARRIEU

PROFESSEUR DE CLINIQUE MÉDICALE

A LA FACULTÉ DE MÉDECINE DE MONTPELLIER

A. BRIOLE

INTRODUCTION

Presque chaque année, Alger paye un tribut plus ou moins lourd au typhus : le printemps ne se passe guère sans que quelques victimes n'aient été faites. De même que l'on a admis l'existence permanente de cette maladie en Islande, en Silésie, sur certains points du littoral de Bretagne où vivent des populations miséreuses et dédaigneuses des lois les plus élémentaires de l'hygiène, de même à Alger où des conditions à peu près analogues existent chez certaines tribus indigènes des alentours, le typhus peut être considéré comme endémique.

En effet, Alger se trouve non loin de la Kabylie, région non pas la plus pauvre mais certainement la plus malpropre du pays : là, de nombreuses tribus vivent pêle-mêle dans une promiscuité écœurante : hommes, femmes, enfants, bêtes de somme, volatiles de toutes sortes, passent leur existence dans dans des gourbis dont l'unique pièce enfumée, sans air, à peine assez grande pour contenir ceux qui y logent, sert à toutes les exigences de la vie. Les grands centres où ces populations se rendent pour les jours de marché sont Tizi-Ouzou, Ménerville, Maison-Carrée, distants d'Alger de une demi-heure à deux heures : les Kabyles y transportent leurs marchandises et y répandent leurs germes. Aussi, qu'une raison quelconque, grand froid, famine, vienne augmenter la misère sociale, l'infection qui couvait sous cendres comme un foyer toujours entretenu se réveille tout à coup, et le microbe trouvant là un milieu de culture admirable et une résistance nulle, se développe tout à son aise. Or, quand ces pays sont pris, Alger ne tarde pas à supporter le contre-coup.

Depuis 1887, il y eut chaque année un certain nombre de cas de typhus. En 1888, les indigènes des tribus algériennes sont décimés et en Kabylie commence une épidémie qui durait en 1893 comme le montre le mémoire à l'Académie de médecine du Docteur Liron, médecin militaire à l'Hôpital de Fort-National (Grande-Kabylie), et l'effet s'en fit sentir dans notre ville à plusieurs reprises car, en 1888 nous sommes affligés d'une épidémie qui fait 23 victimes sur 107 cas. En 89, 90, 91, 92, 93, plusieurs cas sont encore observés, en 1891, principalement où sur 51 malades nous relevons 20 décès. En 1894 éclate à Alger un autre foyer d'infection plus grave qui frappa non seulement les indigènes malpropres et misérables, mais aussi une grande partie de la population française et européenne, et qui fit tant de victimes parmi les braves gens qui s'étaient spontanément offerts à donner leurs soins aux malades qui s'élevèrent au nombre de 206 dans les hôpitaux seulement. De 1895 à 1898 nous ne relevons dans la statistique faite à l'hôpital de Mustapha que quelques cas isolés.

La génèse de l'épidémie de 1898, n'a pas été absolument la même et pour cette fois, nous n'avons pas à incriminer la saleté repoussante des Kabyles ou autres gens de leur race, la maladie a pris naissance dans la ville même à la suite des troubles de janvier 1898.

A ce moment des masses de manifestants étaient enfermés dans des geoles où ils étaient laissés pendant un temps fort long quelquefois, (un de nos camarades resta ainsi de huit heures du soir au lendemain deux heures de l'après-midi) sans manger, sans boire, sans avoir l'espace nécessaire pour s'asseoir et à plus forte raison pour se reposer, obligés d'uriner de déféquer sous eux. Notons de plus que ces geoles fort étroites, mal éclairées, mal aérées, étaient déjà naturellement très malsaines et que le « passage à tabac » pratiqué avec la plus grande ponctualité et avec toute la brutalité nécessaire, mettait l'organisme dans un état peu fait pour résister aux privations qu'un régime cellulaire imposait ensuite à la plus grande partie des malheureux qui s'étaient laissés aller à manifester. Aussi le résultat qui ne se fit pas attendre fut le suivant. Cinq ou six malades commencèrent à être évacués à l'ambulance d'El-Kettar avec les symptômes très nets d'un typhus exanthématique classique : ils provenaient tous de la prison de Barberousse où ils purgeaient diverses condamnations infligées à la suite des manifestations dernières, et tous étaient passés préalablement par ces préliminaires rapportés plus haut : d'autres individus qui avaient approché plus ou moins les prisonniers furent atteints à leur tour, et bientôt l'épidémie fut constituée.

Heureusement qu'une administration, rendue sage et prévoyante, par les épidémies antérieures, avait établi depuis quelques mois déjà, sur une hauteur, le plateau d'El-Kettar, une ambulance, qui par sa situation hors de ville, par son éloignement suffisant de tous lieux habités et par sa merveilleuse position, présentant toutes les conditions désirables de salubrité, de lumière, d'aération, était toute prête à assurer aux malades l'isolement et les soins nécessaires à enrayer le plus vite possible une épidémie. Cet établissement à lui seul ne reçut pas moins de cent malades et un nombre peut être égal fut soigné à domicile.

Chargé du service d'interne à l'ambulance sous la direction de notre bienveillant et distingué maître le Docteur Soulié, nous fûmes pendant plus de quatre mois en rapports continus avec les malades, et parmi les faits cliniques que nous avons été amené à observer journellement quelques-uns ont frappé particulièrement notre attention. Parmi ces derniers les

troubles portant sur l'appareil cardio-vasculaire nous ont
paru particulièrement intéressants et notre but n'étant pas de
faire un travail d'ensemble sur la maladie. ce sont ces accidents
particuliers que nous nous sommes proposé d'étudier.

Notre plan sera des plus simples : nous diviserons notre
travail en deux chapitres généraux. Le premier consacré aux
complications observées sur l'appareil cardiaque : le second
s'occupera des complications vasculaires. Nous subdiviserons
ensuite notre chapitre premier en trois paragraphes, en
docardite, péricardite, myocardite et notre chapitre deuxième
en deux paragraphes les artérites, les phlébites. Nous ferons
pour ces diverses complications un rapide résumé de leur
historique dans le typhus et nous exposerons simplement ce
que à notre tour l'épidémie de cette année a pu nous
permettre d'observer.

CONTRIBUTION A L'ÉTUDE

DES

TROUBLES CARDIO-VASCULAIRES

DANS

LE TYPHUS EXANTHÉMATIQUE

(Épidémie algéroise de 1898)

CHAPITRE I

Etude clinique des formes cardiaques.

ENDOCARDITE.

Si nous faisons exception pour la seule observation de Murchison, l'endocardite n'a jamais été constatée pendant l'évolution d'un typhus, ou pendant la convalescence. La littérature médicale unanime à ce sujet n'en contient pas un seul autre exemple, et nulle part nous ne voyons cette maladie comme cause susceptible de favoriser une attaque du côté de l'endocarde. Nous avons consulté à ce propos nos maîtres de l'Ecole d'Alger et de l'Hôpital de Mustapha, en particulier Monsieur le Dr Caussidou, chargé depuis de longues années du service des contagieux de cet établissement, et Monsieur le Dr Battarel, tous praticiens dont l'expérience en matière d'épidémies des pays chauds est incontestablement très grande, et aucun d'eux parmi les très nombreux cas de typhus qu'ls ont eu l'occasion de soigner et de suivre même, n'ont pu observer un seul fait cliniquement positif d'endocardite aigüe. Cette complication est déjà exceptionnelle dans la fièvre typhoïde : les rares observations plus ou moins complètes de Bouillaud, Skoda, Hoffman,

Guénau de Mussy, peuvent être l'objet à juste titre d'un certain scepticisme ; jusqu'à nos jours le seul fait où l'examen bacté-riologique ait démontré la présence du bacille d'Eberth sur les valvules est celui que Girode a communiqué à la société de Biologie en Novembre 1889. Cependant Landouzi et Siredey croient que ces exemples doivent être plus fréquents qu'on ne le suppose ; la rareté de la complication endocardite dans la Dothienentérie et dans le typhus petéchial, complication cepen-dant si fréquente dans le cours de la plupart des maladies infectieuses, crée à notre avis, une analogie de plus entre ces deux affections déjà si rapprochées par une foule de symptô-mes communs : elle nous amène à croire que le bacille typhi-que, dont l'existence quoique incontestable est encore à démon-trer, exerce ses ravages de la même façon que le bacille d'Eberth : comme ce dernier, il doit avoir dans l'organisme un ou plusieurs viscères où il se cultive de préférence, prolifère, et envoie dans les autres organes ses toxines. Mousieur le pro-fesseur Péter, du reste, a émis depuis longtemps une opinion qui entre dans le même ordre d'idées. Il considère, l'embarras gastrique fébrile, la dothienentérie, le typhus, comme des expressions différentes d'un même processus morbide. Ajou-tons cependant en passant, que la sero-réaction de Widal, ne vient pas confirmer ces suppositions, car jamais au courant de cette épidémie, nous n'avons constaté de phénomène d'agglu-tination chaque fois que nous en avons fait l'épreuve sur du sérum de typhique ; Monsieur le Dr Soulié s'est livré à cette recherche dans presque tous les cas que nous avons eu à trai-ter à l'Ambulance, et nous le répétons chaque fois que les symptômes se sont affirmés assez nets pour que nous puissions poser le diagnostic du typhus, le sero-diagnostic a été négatif. Il n'en est pas moins vrai, que comme le bacille d'Eberth, ainsi que l'ont établi Rutimeyer et Neuhauss, le bacille typhi-que doit être très rare dans la circulation, ce qui expliquerait tout naturellement l'intégrité toujours parfaite de l'endocardite dans cette infection particulière.

Pas plus que les autres, il est à peine utile de l'ajouter, nous n'avons pu constater dans cette dernière épidémie la plus légère complication de ce genre. Non seulement chez tous nos malades, les signes cliniques ont fait défaut, mais encore l'épreuve des valvules faite à chaque autopsie a toujours été positive.

PERICARDITE.

La pericardite typhique pure, est croyons-nous, d'une extrême rareté, nous doutons même qu'on ait pu en citer un seul exemple. Pour notre part, nous n'en connaissons pas de fait positif, et, aucun de nos maîtres n'a gardé le souvenir d'une complication de ce genre. Thoinot dit à ce propos : « Dans le typhus exanthématique, en règle, on trouve une certaine quantité de liquide séreux dans le péricarde. La purulence du liquide péricardique, ne se montre que dans la pyémie qui complique quelquefois le typhus à sa période tardive. » Ainsi donc l'épanchement purulent de la séreuse du cœur ne se montre que dans les cas de complication secondaire, et alors, il est facile de déceler la présence du bacille pyogène. Comme Thoinot, dans les autopsies que nous avons eu l'occasion de pratiquer, nous avons toujours trouvé dans le pericarde une certaine quantité de liquide plus ou moins limpide, mais dont l'abondance n'avait jamais été suffisante pour se caractériser pendant la vie par le moindre signe clinique, et par suite ajouter un nouvel élément de gravité à la maladie.

MYOCARDITE.

Si l'endocardite et la pericardite sont des accidents ignorés ou à peu près, dans le cours du typhus, il n'en n'est pas de

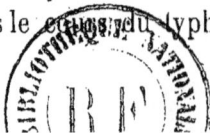

même de la myocardite aigüe. Stokes le premier attira l'attention sur ce point tellement important à son sens qu'il lui con-
sacre une bonne partie de son admirable « Traité sur les maladies du cœur ». Pour Stokes, cette complication ne fait jamais
défaut, pour lui c'est presque un symptôme : il est vrai que
cette exagération manifeste vient de ce que l'illustre médecin
Irlandais, confondait dans une même entité morbide le typhus,
« la fièvre » comme il l'appelait, et la Dothienentérie. Depuis,
tous ceux qui ont eu l'occasion de s'occuper de typhus, et nous
citerons au hasard, Barralliér, Hildenbrand, Jacquot, Maurin,
Nielly, Griesenger, Lavéran, Villeprand, Thoinot ont insisté
tout particulièrement sur cette complication qu'ils considèrent
sinon comme fatale, du moins comme extrèmement fréquente.
Pour mieux marquer l'opinion admise sur ce sujet de nos jours,
il est préférable et plus simple, croyons-nous de donner les
conclusions de quelques auteurs par qui l'étude de l'épidémie
de 93 en Europe, a été faite. Cette épidémie qui a eu une
grande importance à cause de sa grande propagation à travers
les diverses nations européennes, est la dernière que l'on ait
eu à enregistrer jusqu'à présent. Nous citerons en premier lieu
le professeur de Brun, en lui empruntant quelques lignes de sa
relation sur l'épidémie de Beyrouth en 1893. « C'est le cœur
qui est peut-être l'organe le plus sérieusement atteint et des
plus fréquemment, c'est par le cœur que meurent la plupart
des sujets. Parmi les malades que j'ai pu suivre du commencement à la fin de leur affection, je n'en ai que deux qui n'aient pas
présenté de signes d'une altération du myocarde. La myocardite
typhique est donc la règle presque absolue. Elle peut débuter
dès les premiers jours, mais se manifeste le plus souvent vers
le quatrième ou cinquième jour, elle peut persister longtemps
après la défervescence, et chez un grand nombre de sujets elle
s'est démasquée la première fois au moment où la température
était revenue à la normale et même en pleine convalescence. »

Marivint, de Lille, dans sa thèse inaugurale : « Le typhus, à Lille, en 1893, résumant les opinions émises par les médecins qui ont observé cette épidémie qui s'étendit jusqu'à Paris et dont l'école de cette ville s'occupa d'une façon particulière, écrit : « Le typhus a un retentissement fâcheux sur le cœur et l'appareil circulatoire, il est même très marqué dans les formes graves », et la description qu'il donne ensuite des divers symptômes observés sur cet appareil ne sont autres que les symptômes d'évolution d'une myocardite aigüe : pouls de plus en plus petit et rapide, petitesse et éloignement des battements du cœur qui finissent par devenir irréguliers avec disparition fréquent du premier bruit et finalement établissement du rythme fœtal, signe sur lequel Stokes a insisté pour la première fois. Thoinot dans son article du traité de Médecine, Charcot dit à son tour : « Dans les cas graves, la myocardite est toujours présente et joue, à notre observation, un rôle de première importance dans les terminaisons fatales de quelques cas. Nous croyons utile d'insister sur ce symptôme qui peut s'accuser par une série de manifestations allant des simples modifications dans le bruit et le rythme du cœur jusqu'au collapsus algide ». Le docteur Lucien Baumé, de Paris, ancien interne des hôpitaux, traitant dans sa thèse inaugurale de 1893 l'étiologie des myocardites aigües, indique le typhus pétéchial comme une des causes les plus fréquentes. Il est superflu, pensons-nous, de donner encore d'autres opinions sur le même sujet ; contentons-nous de constater que toutes se rallient à celles déjà citées et nous résumerons rapidement en disant : la myocardite aigüe d'origine typhique est universellement admise de nos jours ; elle est même considérée comme une des complications les plus fréquentes de cette infection, étant regardée comme la principale cause de mort lorsqu'il y a terminaison fatale.

Chaque épidémie, a dit Graves, a un génie spécial et distinct et il en est du typhus exanthématique comme de toutes les maladies épidémiques, les constitutions médicales agissent d'abord sur leur éclosion et leur propagation qu'elles favorisent ou contrarient ; leur imprimant parfois par la prépondérance de certains symptômes par la fréquence de certaines complications, des caractères cliniques particuliers, elles peuvent ensuite, étant donné qu'à leur influence s'ajoute celle de la constitution propre de la maladie, modifier complètement chez un même individu l'aspect et la gravité d'une même affection. C'est pourquoi, il est impossible, sinon imprudent, de poser en règle que tel ou tel symptôme est inhérent à telle infection, que telle complication est presque forcément liée à l'évolution de telle maladie : voilà pourquoi aussi bien souvent la clinique ressemble si peu à la pathologie. L'épidémie de typhus de cette dernière année, à Alger, dont nous nous sommes proposé d'étudier quelques-uns des accidents, vient manifestement confirmer notre dire. Nous avons vu, en effet, la très grande majorité des auteurs s'accorder à poser en principe que la myocardite est la règle dans toute atteinte typhique grave ; ce n'est pas sans étonnement que de notre côté, nous avons été obligé de constater combien, au contraire, avait été fréquente l'intégrité du myocarde, combien peu nombreux ont été parmi nos malades ceux dont le danger immédiat s'est trouvé de ce côté. Notre observation cependant porte sur une centaine de cas à peu près, qui furent soignés à l'ambulance d'El-Kettar. Du reste, les typhiques plus aisés qui furent visités dans la ville à domicile, jouirent de la même particularité : nous nous sommes renseignés à ce propos auprès de plusieurs de nos amis, médecins traitants à Alger. Déjà, l'épidémie de 1894, dans notre ville, avait été marquée par une semblable analogie, ce qui faisait écrire à M. le docteur Goinard dans sa thèse de Lyon 1895 : « Le cœur faiblit souvent, le pouls rapide devient misérable, dépressible et soit dégénérescence du myocarde, soit épuisement nerveux, le cœur succombe à sa tâche, mais les complications cardiaques ont été rarement observées à l'Ambulance et n'ont jamais déterminé la mort». Notre excellent ami, le docteur Henri Cabanes, relevait à son tour dans sa thèse de Montpellier 1896, huit cas de collapsus avec hypothermie dont six avaient évolué sans symptômes cliniques de myocardite. Ajoutons que le nombre de malades sur lequel avaient porté les observations des docteurs Goinard et Cabanes s'était élevé à cent-cinquante et un.

Sur quatre-vingt-seize sujets atteints de typhus exanthématique, observés à l'ambulance d'El-Kettar du 1er février au 15 juillet nous avons relevé au total cinq cas où les principaux signes cliniques de la myocardite aigüe se sont montrés à notre avis très manifestement. Cela fait, en conséquence, une moyenne de 5,2 pour 100 Il y a loin de ce chiffre très faible, à ceux donnés par Stokes, Baraillier, Griesinger, de Brun, Thoinot, Marivint et tant d'autres, et l'on comprendra dès lors l'étonnement que nous avons éprouvé en constatant pour notre part la rareté de ce fait clinique si fréquent, au contraire, parfois.

Mais avant de donner les détails de ces observations, il serait peut-être utile, de façon à pouvoir ensuite mieux discuter les phénomènes que nous avons observés, de résumer en quelques lignes et telle qu'elle a été décrite de nos jours par les auteurs, la marche ordinairement suivie par la myocardite aigüe dans le typhus exanthématique.

Au cours du deuxième ou au début du troisième septénaire, surviennent des accidents qui attirent immédiatement l'attention sur l'organe central de la circulation : ce sont les signes de l'insuffisance cardiaque, palpitations, dyspnée, battements plus marqués et quelquefois douloureux. Le pouls devient petit, de plus en plus faible jusqu'à n'être qu'une ondée brève et raccourcie : il augmente de fréquence surtout au moindre effort, régulier en général il a souvent des intermittences : enfin il peut être franchement irrégulier. A l'auscultation on

perçoit des bruits de souffles, doux, mobiles, systoliques, à
maximum mitral parfois tricuspidien : tantôt une dureté du
second bruit qui s'assourdit (Potain) avec une diminution progressive du second bruit (Stokes) au foyer aortique ; le premier
bruit devient aussi très faible à peine perceptible (Potain). En
fin on peut percevoir le rythme fœtal ou embryocardie dont
M. Huchard a démontré toute l'importance diagnostique. De
cette insuffisance cardiaque découlent tous les symptômes du
collapsus, cyanose, extremités froides, sueurs visqueuses, et en
fin hypothermie puis coma progressif jusqu'à la mort. Cette
évolution de symptômes qui constitue une forme clinique, la
forme cardiaque des maladies infectieuses aigües est le plus
souvent fatalement mortelle.

OBSERVATION I

Typhus avec symptômes myocandite. — Mort

Gracia R, 45 ans, Espagnole, entre à l'ambulance le 15
avril 1898. Elle est malade depuis six jours. Debut brusque
par céphalalgie frontale intense, faiblesse extrème, diarrhée,
anorexie, fièvre continue, insomnie avec délire.

Nous constatons à son entrée une temperature de 40° les conjonctives, sont très injectées : éruption exanthématique et pétéchiale abondante et généralisée. Le pouls bat à 120, misérable,
depressible, irrégulier : les battements du cœur sont réguliers,
sourds, voilés, lointains, pas de souffles aux orifices.

A la poitrine, phénomènes de congestion aux bases, en arrière. Les 17, 18, 19, 20, la fièvre se maintient à 40° prostration
extrème, pouls en permanence à 120, toujours petit et très irrégulier : les battements du cœur se font de plus en plus sourds
mais restent réguliers.

21 Avril. L'état s'aggrave très sensiblement, nous constatons de la dyspnée. Le pouls est presque incomptable, très misérable, quelques pulsations manquent complétement : les battements du cœur prennent le rythme d'embryocardie : les muqueuses se cyanosent, la dyspnée augmente de plus en plus, la malade meurt dans la nuit.

La fièvre quelques heures avant la mort avait subi une chute brusque de 1°8.

L'autopsie ne put être pratiquée.

OBSERVATION II

Typhus avec myocardite. — Mort

M. Ben. E. 22 ans, marocain, entre le 26 mai à l'ambulance : malade depuis quinze jours, ne peut donner que de vagues renseignements. Ce que nous arrivons à savoir de plus précis par son entourage, c'est que les débuts ont été fort brusques.

27 *Mai*. Prostration extrême éruption exanthématique typique, conjonctives injectées. Le séro-diagnostic pratiqué ce jour même reste négatif.

A l'auscultation, râles sous-crépitants aux deux bases en arrière, sans souffles ni matité . râles sibilants généralisés. Au cœur les battements sont sourds, lointains, voilés, mais semblent réguliers, pas de souffles. Le pouls est petit, rapide, dépressible, irrégulier et compte 140 pulsations, T° 39°5.

28 *Mai*. Etat général à peu près semblable. Pouls 140 toujours petit, irrégulier, le cœur quoique sourd et très lointain semble battre régulièrement. Mêmes signes stethoscopiques aux poumons, La dypsnée apparaît et nous comptons 40 inspirations à la minute T° 39°5.

29 *Mai*. L'état général s'aggrave à vue d'œil. La dypnée devient plus intense, 48 inspirations à la minute. Râles sous crépitants fins en arrière et à droite, respiration soufflante, submatité,

pouls 140, petit, irrégulier. Battements du cœur lointains rapides : ils semble parfois que quelques systoles manquent T⁰39°.

30 Mai. État général très mauvais. Dypsnée 45 inspirations, légère cyanose des muqueuses, pouls très misérable, irrégulier 140 : battements du cœur très lointains presque imperceptibles : il est fort difficile d'en saisir tous les temps, aussi ne s'aurait-on affirmer, quoique on en ait l'impression, si il y a de vraies intermittences Tʳᵉ 38°5 Prostration intense.

31 Mai, **Chute brusque de la Tᵉ à 36°9** sans changement de gravité de l'état général. Signe stethoscopiques semblabes à ceux de la veille, le pouls cependant serait encore plus fréquent et bat à 144. Cyanose des muqueuses. Dypsnée très prononcée. Le malade meurt dans la journée,

Nécropsie. — Hyperhémie généralisée des viscères. Poumons très congestionnés aux bases, mais n'atteignant pas cependant l'hépatisation ; nagent entre deux eaux.

La rate et le foie sont augmentés de volume et de poids.

Le cœur est flasque, sans pourtant s'écraser complètement sur la table, ainsi qu'on le voit dans la dothienenterie. Il est extrêmement décoloré, sans présenter à notre avis la teinte jaunâtre feuille morte, donnée comme caractéristique.

Des caillots de fibrine sont trouvés dans les cavités, principalement dans la gauche. L'épreuve des valvules donne un résultat positif, pas de plaques d'athérome.

Les intestins ne présentent aucune trace d'ulcération de plaques de Peyer, ils sont très congestionnés, et les arborisations vasculaires nettement dessinées.

OBSERVATION III

Typhus. — *Myocardite et pneumonie intercurrente.* — *Mort*

Seg... Andréa, 51 ans, journalière espagnole.

2 juin. — Entre au septième jour d'un typhus typique. Eruption petéchiale généralisée et abondante. Conjonctives très injectées. Haleine typhique. Temp. 39°5. Séro-diagnostic fait à l'entrée reste négatif. Le pouls et le cœur appellent immédiatement l'attention. Le pouls est très petit, irrégulier, compte 124 pulsations. Bruits du cœur sourds, voilés, lointains. Quelques systoles manquent fréquemment.

3, 4. — Etat général très mauvais, prostration intense. Pouls : 124 ; petit, irrégulier, même état du cœur. Rien aux poumons. Urines légèrement albumineuses. Temp. variant entre 38 et 39°5,

5. — L'état général s'assombrit encore. Le pouls devient incomptable, faible, irrégulier, il atteint 140 pulsations. Les battements du cœur sont lointains, sourds, irréguliers, le premier bruit manque de temps en temps. La prostration s'accentue. Incontinence des matières fécales et des urines. Temp. 40°. Légers râles sous-crépitants fins en arrière à droite.

6. — Etat général aussi grave. Pouls : 140 ; aussi mauvais, même état du cœur. Temp. 39°5. Légère dyspnée. Râles sous crépitants fins en arrière avec sub-matité et respiration soufflante.

7. — Prostration extrême. Insensibilité généralisée. Dyspnée intense, 60 inspirations à la minute. Râles sous crépitants à droite en arrière, souffle, matité. Les battements du cœur révèlent nettement le type d'embyocardie, et le pouls reflète cet état du cœur, comptant 160 pulsations filiformes. Cyanose des lèvres et des extrémités. Une chute brusque de 1°8 se produit dans la journée. La température remonte aussi brusquement dans la soirée à 40°.

8. — La malade meurt de très bon matin avec une température de 41°3, et pouls que l'on parvient difficilement à compter 170 (?) pulsations, avec dyspnée et cyanose de plus en plus marquées.

Autopsie. — Les viscères sont congestionnés. Arborisations vasculaires de toute la muqueuse digestive sans lésions des plaques de Peyer. Poumons très congestionnés. Hépatisation rouge du lobe inférieur droit qui plonge au fond de l'eau.

Le cœur est flasque, très décoloré présentant nettement la teinte feuille morte jaunâtre. Le muscle cardiaque se laisse facilement déchirer. Il nous semble que les orifices sont sains. Pas de plaques d'athérome.

Le foie et la rate sont augmentés de volume. Les reins ne présentent rien de particulier.

OBSERVATION IV

Typhus avec myocardite. — Mort

F... Anna, 14 ans, ménagère, espagnole, entre a l'ambulance le 8 juillet 1898, malade depuis 8 jours. Typhus typique. Prostration intense, ne peut donner aucun renseignement. Visage congestionné, yeux injectés. Eruption exanthématique abondante et généralisée. Dyspnée très forte comptant 52 inspirations à la minute. Aux poumons sibilances disséminées dans toute la poitrine, râles de congestion en arrière aux bases. Au cœur, battements saccadés, rapides, très lointains. Pouls : 120 ; petit, irrégulier, rapide ; urines légèrement albumineuses. Temp. 39°4.

9 juillet. — La malade se plaint continuellement, est indifférente à tout ce qui se passe autour d'elle. Dyspnée aussi prononcée que la veille.

Rien de nouveau à la poitrine. Pouls : 140 toujours aussi mauvais. Battements du cœur aussi lointains, quelques systoles manquent nettement à intervalles irréguliers, le second bruit s'affaiblit, pas de souffle.

Cyanose légèrement marquée des muqueuses. Temp. 38°2.

10 juillet. — Même état général extrêmement grave. Délire continuel. Pouls. 134, très mou, irrégulier, manquant complètement parfois. Le cœur est aussi rapide, très lointain, quelques systoles manquent toutes les trois ou quatre révolutions cardiaques. Dyspnée très accusée, la température oscille entre 37°8 et 40° dans le soir.

11 juillet. — Le pouls n'est pas comptable, filiforme, très rapide. Les battements du cœur se perçoivent à peine. Orthopnée. La malade est dans un tel état qu'on n'ose la remuer de crainte d'occasionner une syncope qui hâterait la terminaison fatale, Temp. 40°

La mort arrive dans la matinée.

Autopsie. — Organes hyperhémiés. Rate et foie augmentés de volume, pas d'ulcérations intestinales, Les poumons sont très congestionnés, surtout en arrière. Le cœur s'écrase sur la table, extrêmement décoloré, se laissant facilement déchirer. Le cœur gauche est envahi par un gros caillot. Les valvules paraissent normales.

L'examen histologique du muscle cardiaque n'a pu être fait dans aucun des cas, de sorte que le microscope n'est pas venu poser sa signature affirmant le diagnostic. Quoi que cela, les symptômes cliniques se sont révélés suffisamment nets, pour que, dans ces quatres cas, l'on ne puisse nier un seul instant que l'on a eu affaire à une myocardite infectieuse aigüe venant compliquer un typhus. Nous retrouvons là en effet, tels que nous les avons énoncés précédemment, les principaux signes cliniques qui caractérisent cette localisation, pouls petit, rapide, irrégulier accompagnant un cœur aux battements sourds, mal frappés ; irrégularité dans le rythme, disparition souvent constatée du premier bruit après une diminution progressive dans le timbre, et enfin, comme nous avons pu le noter à plusieurs reprises, les signes du cœur fœtal, symptôme impliquant un pronostic extrèmement sombre, on pourrait dire presque sûrement fatal, ainsi que Monsieur Huchard l'a établi. Les signes concomittants, dyspnée, de plus en plus excessive, cyanose de plus en plus prononcée des muqueuses, n'ont pas fait défaut. Chez tous nos malades, le cœur a commencé à faiblir à la fin d'un typhus qui, par l'intensité des symptômes du début s'annonçait immédiatement comme très grave. Nous n'avons jamais perçu ce souffle doux, systolique, sur lequel ont beaucoup insisté les auteurs, en particulier Stokes. Il est vrai que ce signe, aux yeux du professeur Potain, ne présente aucune valeur, n'étant d'après lui qu'un souffle extra cardiaque ne prouvant absolument rien. Enfin, nous n'avons pas eu l'occasion de constater le collapsus hypothermique qui, souvent, d'après L. Baumé, viendrait terminer l'évolutiou d'une myocardite, et tel que l'ont constaté Combemale de Lille, et notre ami le docteur Henri Cabanes. Dans un cas, (obs. I.) la température tombe brusquement à 36° 9, mais la mort survenant presque immédiatement après, le collapsus n'a pas le temps de s'établir. Dans notre Obs. II, la température subit également une chute brusque de deux degrés au moment de la mort. L'obs. IV est particulièrement intéressante : la température qui, la veille semblait avoir une tendance à l'hypothermie puisqu'elle était tombée brusquement de 40° à 37° 2 est remontée très vivement quelques heures après, c'est-à-dire au moment de la mort à 41° 3 la plus haute température que nous ayons constatée pendant tout le cours de l'épidémie : de plus, nous observons encore là ce phénomène tout spécial, de l'évolution d'une pneumonie franche, confirmée du reste par l'autopsie, marchant de pair avec une myocardite. Cette complication, d'après les auteurs, fort rare pendant le cours du typhus exanthématipue, expliquerait jusqu'à un certain point, cette chute brusque qui a frappé notre attention, chute marquant peut-être pour un moment la résolution subite de cette pneumonie qui évoluait insidieusement depuis quelques jours.

Ainsi que de Brun le fait remarquer avec juste raison, ces myocardites se développent sans trop de fracas, sans provoquer de souffrances particulières pour le malheureux malade, qui terrassé par sa terrible affection, insensible complètement aux choses extérieures et ne se rendant pas compte de la gravité de son état, meurt insensiblement anesthésié.

Cependant avec ce cortège de symptômes cliniques, permettant d'affirmer l'altération du myocarde, même en l'absence de toute confirmation nécropsique, il peut se faire qu'une guérison survienne, les accidents menaçants s'atténuant peu à peu pour disparaître : un certain nombre d'observations de Stokes, Landouzi, Siredey, Gaillard, en font foi : celle que nous allons citer à notre tour nous paraît aussi probante: elle fait le sujet de la cinquième observation de myocardite que nous avons constatée pendant le cours de l'épidémie de cette année.

OBSERVATION V.

Thyphus avec symptômes de myocardite. Guérison.

Mohamed ben D..., 25 ans, portefaix. Entre le 16 avril à l'ambulance d'El.-Kettar sans pouvoir fournir de renseignements sur les débuts de sa maladie. Conjonctives très injectées, éruption exanthématique généralisée et abondante; stupéfait il ne répond à aucune question, T° 40°,4. Aux poumons, râles de bronchite.

Le pouls, attire tout de suite notre attention, il est petit, très irrégulier, presque incomptable, bat à 144 environ, les bruits du cœur sont lointains, sourds, le premier bruit est nettement amoindri, le second au contraire semble claqué.

17 avril. Même état inquiétant, pouls : 140 avec symptômes semblables à ceux de la veille, battements du cœur également semblables comme rythme à ceux déjà fournis le 16,

18 avril. Même état dans les phénomènes généraux et locaux.

19 avril. Stupeur très prononcée, insensible à tout ce qui est extérieur, anesthésie presque totale des téguments, pouls petit, irrégulier, rapide, comptant 160. Les battements du cœur prennent nettement le rythme d'embryocardie. T° : 40°.

20 avril. L'état général s'amende très légèrement : le pouls toujours rapide et irrégulier ne bat plus qu'à 140 : le cœur est redevenu irrégulier, mais ne présente pas le caractère fœtal. T° : 39°5.

21 avril. Même état.

22 avril. L'état général est un peu meilleur, le pouls, quoique encore très irrégulier, rapide et petit, ne bat plus qu'à 124, les battements du cœur sont moins arythmiques, ils semblent moins lointains : le malade semble s'intéresser à ceux qui l'entourent. T° : 38°,5.

23, 24, 25. L'état général s'améliore de plus en plus, le pouls quoique encore rapide est mieux frappé et n'a plus que quelques, rares intermittences : les battements du cœur deviennent peu à peu réguliers, mais ils sont néanmoins bien sourds et bien voilés.

A partir de ce jour D.., a des alternatives de bien et de mal, le cœur a de fréquentes faiblesses, l'état général a beaucoup de peine a redevenir meilleur. Sa convalescence longue à s'établir, ne s'affirme guère que vers la fin de la première semaine du mois suivant, mais elle est pénible. Mohamed ben D..., éprouve de fréquentes faiblesses, des vertiges qui l'obligent à rester aliter, le pouls malgré l'apyrexie reste fréquent. Il sort le 24 mai, malgré nos avis, non complètement rétabli.

Peut-on dire que ce malade soit sorti guéri ? Nous n'avons pas pu le suivre et par conséquent savoir ce qu'il est devenu par la suite : cependant, il était à craindre, ainsi que cela est très fréquent dans ces cas fort rares de vie sauve, que la guérison n'ait été ni complète, ni durable, mais simplement apparente. Nous savons en effet, depuis les travaux de MM. Landouzi et Siredey qu'en présence de ces cas s'impose un pronostic plus sévère et plus réservé que le simple mot de guérison et qu'on doit toujours songer pour la suite à la possibilité d'une cardiopathie chronique.

Tels sont les seuls cas de myocardites vraiment nettes que nous avons vu se produire pendant toute la durée de l'épidémie c'est-à-dire dans un espace de quatre mois. Faisons ressortir, en outre que notre étude porte sur l'observation de 96 malades traités à l'ambulance d'El-Kettar. Notre moyenne a donc été très faible, si nous considérons la fréquence de cette complication dans toutes les autres invasions de typhus rapportées jusqu'à présent.

Nous ne voudrions pourtant pas dire par cela que le cœur est resté complètement indemne chez tous nos autres malades. Non pas. Chez presque tous, au contraire, à part de bien rares exceptions, le cœur a été plus ou moins touché Nous avons constaté d'une façon à peu près constante des pulsations radiales, petites, rapides, fréquemment irrégulières, assez souvent dicrotes, révélant un assez mauvais état de l'organe central de la circulation. Celui-ci au bout de quelques jours de fièvre a toujours failli plus ou moins à sa tâche : les battements devenaient faibles, sourds, lointains : cette faiblesse entraînait à son tour des troubles considérables parfois du côté des viscères qui se gorgeaient de sang : c'est pourquoi la congestion pulmonaire grave a été bien souvent notée. Chez tous néanmoins, en faisant cependant exception pour ceux qui ont fait l'objet de nos observations précédentes, les bruits du cœur sont restés réguliers, sans faux pas. Mais chez tous nos malades également, outre que la déchéance passagère du myocarde nous a paru rarement assez grave pour faire porter un pronostic trop sombre, aussitôt l'apyrexie apparue une seule fois, la fièvre ne se montrait plus, et la convalescence arrivait avec cette rapidité qui en fait un des caractères du typhus. En même temps, le pouls jusque-là misérable, éprouvait un changement subit absolument remarquable : quelques fois, et nos observations sur ce point pourraient être nombreuses, en moins de 24 à 36 heures, il redevenait calme, fort, bien frappé : le cœur suivait lui aussi très vivement le revirement général et en très peu de temps, reprenait sa vigueur et ses fonctions normales.

Cette disparition rapide de tous les symptômes anormaux et inquiétants, se manifestant dans la très grande majorité des cas, du quatorzième au seizième jour, nous fait affirmer que, a l'exception des cinq observations rapportées plus haut, la fibre cardiaque n'a jamais été frappée d'une véritable dégénérescence. Dans ces cas, Landouzi et Siredey ont insisté sur ce point, lorsque, par un bonheur inespéré, la mort n'est pas survenue, la convalescence se montre longue et pénible, entrecoupée de mille petits accidents, prouvant, par instants, que le cœur succombe encore à sa tâche, et l'on arrive à se demander avec angoisse si la nature a bien guéri ou simplement différé le terme fatal. Nous avons pu constater nous-même, à propos du malade qui fait le sujet de notre observation V, combien le cœur, une fois frappé dans sa texture intime, est long à revenir à la santé. Chez cet homme, nous l'avons déjà démontré, les symptômes cliniques ont été suffisamment nets pour que nous ayons pu affirmer l'existence d'une myocardite, partielle probablement, puisque celles-là seules ne tuent pas ; aussi, quelle différence entre sa convalescence et celle de ses camarades : alors que ceux-ci, six ou huit jours après le début de l'apyrexie, commençaient à se livrer aux mille petites occupations de la salle, allaient essayer leurs premiers pas dans la cour où la nature alors exubérante de beauté, les appelait, lui, continuait à rester alité, le moindre mouvement, le moindre effort,

le mettant dans un état d'extrême lassitude. Et ce fait est tout
à fait logique, un tissu ne se régénère pas du jour au lendemain, surtout un tissu qui travaille constamment, une plaie ne
se cicatrise pas en vingt quatre heures : à plus forte raison
alors, le myocarde qui a subi en partie la déchéance de ses
fibres, ne récupère en quelques heures, en quelques jours
même, sa force, sa santé première. Par conséquent, à notre
avis, quel que soit, pendant la période aigüe d'une maladie
infectieuse, l'état du cœur, l'état du pouls, quels que soient les
phénomènes généraux concomittants, quel que grave soit l'état
du sujet, si en quelques heures, en quelques jours même, la
convalescence s'étant établie, tout rentre à jamais dans l'ordre,
si rien d'anormal du côté du muscle cardiaque ne se montre
plus, nous sommes en mesure d'affirmer qu'il n'y a jamais eu
de myocardite au sens propre du mot, il y a eu simplement que
des troubles fonctionnels sans altération organique, ce qui est
commun dans toutes les maladies infectieuses.

Un fait qui nous a frappé et auquel nous avons eu l'occasion
de faire allusion un peu plus haut, c'est la régularité à peu près
infaillible de l'apyrexie du quatorzième au seizième jour,
lorsque aucune complication, bien entendu, n'est venue trou-
bler l'ordre naturel des choses. Dans la majorité des cas, la
chute se produit en vingt-quatre ou trente six heures, mais
dans un certain nombre d'observations, nous avons pu constater une chute brusque, l'apyrexie se produisant en quelques
heures. En présence de ce phénomène, qui est très certainement particulier au typhus comme maladie infectieuse, n'avons-
nous pas le droit de nous demander si le bacille typhique, ne
peut être comparable en ce point au pneumocoque, si sa virulence ne tombe pas d'elle-même au commencement du troisième septenaire. Il y a encore un autre fait qui vient encore
appuyer cette supposition, c'est que la rechute ne se produit

jamais dans le typhus ; alors qu'elle est si fréquente dans la fièvre typhoïde.

Ce sont là de simples hypothèses que nous émettons timidement, hypothèses suggérées par l'étude d'un assez grand nombre de cas, mais que nous donnons sans la moindre prétention. Nous ne nous dissimulons pas, en effet, que notre expérience trop peu approfondie, et notre science par trop élémentaire, ne nous donne une autorité en quoi que ce soit.

CHAPITRE II.

Etude clinique des troubles vasculaires.

Artérite.

Les artérites vraiment médicales, celles qui présentent au point de vue clinique le plus grand intérêt, sont celles que l'on observe dans le cours des maladies générales : ce sont les artérites de fièvre ou artérites infectieuses. Dejà Roche et François avaient admis sans preuves concluantes que bien des gangrènes devaient être rapportées à des lésions artérielles. C'est surtout dans la fièvre typhoïde qu'elles ont été étudiées par un grand nombre d'auteurs depuis Taupin, jusqu'aux mémoires plus récents de Potain et de Barré. Ce n'est pas seulement dans la Dothienenterie que ces lésions ont été observées, mais dans d'autres maladies infectieuses, dans la variole par Brouardel (1874) dans la diphtérie par Martin (Revue de Médecine 1881) dans le rhumatisme articulaire aigu par Legrou (Société médicale des Hôpitaux 1884) dans la fièvre puerpérale par Simpson.

L'artérite aigüe infectieuse est admise au même titre dans le typhus exanthématique. Déjà depuis longtemps les auteurs avaient signalé la production parfois constatée de gangrènes, et ils n'avaient pas en vue, les escharres de position produites par la pression du corps sur des tissus mal nourris, affaiblis par le poison typhique, irrités par l'urine ou les matières fécales dont le malade est souvent souillé, ils voulaient parler de

cette grangrène dite spontanée que Roche et François avaient
devinée être produites par des lésions artérielles. Griesinger,
Guberletz, Trousseau, en rapportent des exemples. Estlander à
lui seul pendant l'épidémie qui en 1866, 1867, 1868, régna
en Hollande, put donner trente observations personnelles de
gangrène des extrémités. Bien avant, dès 1556, Jordanus,
Condronchi, Cober, Rhumel avaient, en étudiant l'épidémie
de Hollande, noté la gangrène comme une des complications
les plus fréquentes.

Cet accident, ne nous a pas semblé pourtant être très fréquent, il nous a paru plutôt rare, ou pour mieux dire, il nous
a paru se faire de plus en plus rare, car les exemples qui en
sont nombreux dans les ouvrages déjà un peu anciens, font à
peu près complètement défaut dans la littérature médicale
contemporaine, nous serons volontiers porté à croire que ce
phénomène est dû à ce que les régles de l'asepsie sont beaucoup mieux connues et par suite beaucoup mieux observées de
nos jours: de cette façon les artérites d'infection secondaire
qui dans la statistique de ces accidents particuliers devaient
apporter auparavant un contingent élevé, ne se produisent
plus ou à peu près à notre époque : sans doute aussi le traite-
ment, mieux compris, plus énergique, mieux dirigé contre les
symptômes menaçants réussit à faire éviter beaucoup de complications. Peut-être aussi, ainsi que certains l'ont prétendu,
la virulence du microbe devient-elle moindre. Quoiqu'il en
soit, Maurin qui a étudié et suivi avec le plus grand soin l'épidémie de 1869 à Alger, rapporte, sur un grand nombre de
maladies observées, un seul cas de sphacèle de la face palmaire
de la main droite.

Le docteur Battarel dans sa thèse de Paris 1872, donne une
seule observation de gangrène des orteils du pied gauche.

Le docteur Mertz dans sa thèse de Paris 1882, relatant l'épidémie assez grave de l'année précédente, ne parle pas de cet accident.

Le docteur Rouquet, étudiant l'épidémie de 1894, épidémie qui fut particulièrement meurtrière, sur un relevé de 157 malades rapporte parmi les complications un seul cas de sphacèle de l'extrémité du pied gauche.

Enfin, en parcourant avec soin tous les mémoires ou thèses, qui ont trait à l'épidémie qui sévit en 1893 et 94 sur plusieurs points du Nord de la France et de l'Etranger, et dont nous avons eu l'occasion de nous occuper au chapitre précédent, nous constatons qu'il n'est pas fait une seule fois mention d'une complication de ce genre.

Pour notre part, nous avons eu cette année, la rare occasion de voir se produire devant nos yeux, quatre cas d'artérite;

tous les quatres ce sont terminés par la gangrène ; et deux parmi elles, ont revêtu des caractères de gravité tout à fait exceptionnelle.

OBSERVATION VI

A... Joseph, 75 ans, maltais.

Entre le 4 mai à l'Ambulance d'El-Kettar, évacué de l'hôpital Civil. Il présente à son arrivée tous les signes cliniques d'un typhus classique, avec éruption exanthématique assez discrète, et prédominance d'ataxo-adynamie, prostration très accentuée, délire intense, soubresauts tendineux. Rien au cœur ; aux poumons congestion des bases, artères en tuyau de pipe, rien dans les urines, le sero-diagnostic fait à l'entrée reste négatif.

12 Mai. Jusqu'à ce jour les phénomènes qui se produisent sont ordinaires, ils ne présentent rien de bien spécial, la maladie semble suivre un cours normal, lorsque la fièvre étant

de 38° 5, le pouls à 110, régulier, sur les plaintes du malade on s'aperçoit que le membre inférieur droit est froid dans toute sa longueur, battements artériels perçus à la fémorale, imperceptibles à la poplité, Insensibilité complète des téguments, mais vives douleurs dans toute l'étendue du membre, phénomène d'anesthésie douloureuse. A l'auscultation du cœur, on ne trouve rien d'anormal, les battements sont faibles.

13. Commencement manifeste d'asphyxie envahissant tout le pied ; même état du reste du membre : état général extrêmement mauvais. En même temps on s'aperçoit que des phénomènes semblables se passent du côté du bras droit, la radiale n'est plus perçue, plaque bleuâtre bien distincte dans le creux de l'aisselle. Le malade paraît souffrir atrocement. Il attire par ses plaintes l'attention du côté de la jambe gauche, et nous constatons encore à notre grande surprise dans la région du mollet, une plaque d'asphyxie locale de la largeur de la pomme de la main, sans que le reste du membre ne présente des symptômes anormaux. Temp. 38° 6, pouls du côté sain, incomptable.

Le 14, cet état s'accentue, les deux jambes sont complètement noires, les cuisses sont bleuâtres jusqu'au pli de l'aine. Le malade gémit continuellement : il meurt dans la journée.

Quelques heures après, le corps est dans un tel état de putréfaction qu'il est de toute urgence de procéder à l'inhumation de sorte que l'autopsie ne peut se faire.

OBSERVATION VII

Typhus avec artérite. — Gangrène du membre inférieur gauche

C... Joseph, terrassier, italien.
Homme d'aspect robuste, entre à l'ambulance le 7 février,

malade depuis [dix jours environ. Début par fièvre violente
et soudaine, et céphalgie très intense, pas de prodromes. A son
entrée nous constatons une fièvre de 40°2, injection très marquée des conjonctives, éruption pétéchiale généralisée, la lan-
gue est très sale et très chargée, légère diarrhée jaunâtre fétide,
pas d'albumine dans les urines. L'auscultation de la poitrine
ne nous donne que quelques petits râles sibilants. Au cœur,
battements sourds et lointains, pas de souffle aux orifices. Pouls:
112.

8, 9, 10, 11. La maladie suit son cours, le délire s'établit
presque continue, la fièvre atteint 41°, le 11 février au matin;
pouls ne dépassant pas 108, prostration intense.

12 février. — La température tombe le matin à 39 et dans
la journée arrive aux environs de 37°8. Pouls : 100; il est
irrégulier, mais l'auscultation du cœur ne nous montre rien
d'anormal, il bat régulièrement quoique faible et lointain.
Prostration et délire.

13 février. — La température tombe à 38, et à six heures
du soir à 37°. A ce moment même, soudainement, le malade
accuse une vive douleur dans la jambe gauche et appelle par
cela l'attention de l'infirmier, qui touchant le membre, le trouve
froid. Appelé à l'instant, nous trouvons le malade, la face
anxieuse, poussant des cris de douleurs. Examinant sa jambe,
nous la trouvons refroidie complètement jusqu'à quatre travers
de doigt au-dessus du genou. Anesthésie tactile et thermo-
anesthésie de toute cette région. Nous n'arrivons pas à sentir
les battements de la pédieuse et de la tibiale postérieure, alors
que nous les percevons très bien dans l'autre jambe. Auscul-
tant le cœur soigneusement, nous ne trouvons aucun signe
d'endocardite, les battements sont réguliers, calme, le pouls
bien frappé bat à 68.

14, 15. — La sensibilité et la chaleur reviennent au-dessous
du genou, jusqu'au tiers supérieur, mais dans le reste du

membre les symptômes sont les mêmes. Temp. 37°4, une vaste plaque bleuâtre commence à se montrer sur cette partie.

16. — Le placard d'asphyxie s'accentue, le malade est plus calme; il souffre moins, la température se maintient à 37°5. Pouls: 76; assez bon, le cœur est aussi meilleur. Le même accident arrive le 13, se produit subitement pour la jambe droite presque devant nos yeux à neuf heures du matin. Le membre est refroidi totalement dans ses trois quarts inférieurs. La sensibilité est obscure, très amoindrie mais non abolie complètement. Mais ces symptômes ne se maintiennent pas, ils disparaissent dans la soirée du même jour pour ne plus reparaître.

17 au 25. — Les placards d'asphyxie de la jambe gauche augmentant de plus en plus, le malade souffrant de nouveau et se cachectisant, est évacué à l'hôpital pour être confié aux soins d'un chirurgien. A ce moment, l'aspect du membre est le suivant: gangrène sèche des orteils, vastes placards bleu-noirâtres tenant le reste du pied et le tiers inférieur de la jambe, le tout recouvert par de grosses phlyctènes contenant un sérum sanguinolent.

A l'hôpital de Mustapha, dès son arrivée, placé dans le service de M. le professeur Rey, salle Sedillot, toute intervention radicale immédiate est écartée, étant donné l'état de faiblesse extrême dans lequel se trouve le sujet, aussi se contente-t-on de faire au bistouri de grands et profonds débridements, et on tonifie le malade après avoir embaumé le membre dans un pansement antiseptique. Deux jours après, en défaisant le pansement, les tissus sphacélés se détachent d'eux-mêmes, laissant à nus le tibia et le péroné. Une amputation sus-condylienne est immédiatement pratiquée, malgré le très mauvais état du malade. Un peu plus tard, le lambeau opératoire mal nourri et de vitalité amoindrie se sphacèle, ainsi qu'une partie du moignon. M. le professeur Rey obligé d'intervenir de nouveau, ampute la cuisse à son tiers inférieur, cette fois l'opération

donne des meilleurs résultats et le malade est bientôt considéré comme sauvé.

OBSERVATION VIII

Typhus avec artérité. — Gangrène des orteils du pied gauche

Minili Mohamed, 35 ans, journalier.

Homme d'aspect robuste, entre à l'ambulance au neuvième jour d'un typhus typique, prostration et par moments délire violent, conjonctives injectées, éruption pétéchiale généralisée. Temp. 40°. Urines légèrement albumineuses, rien de particulier aux poumons, ni au cœur. Néanmoins, chez ce malade, la chute assez brusque de la température à 36° sans disparition des phénomènes concomittants et la persistance du pouls à 100 et 120 pulsations, fait craindre pendant quelques jours une attaque de collapsus, mais rien d'anormal ne se produit.

Le dix-neuvième jour de l'évolution de la maladie et le septième de l'apyrexie, subitement le malade se plaint d'une vive douleur dans le pied gauche. On constate alors le refroidissement du pied entièrement jusqu'à deux doigts au-dessus des malléoles. Insensibilité complète des téguments, cependant le malade souffre beaucoup. Nous ne trouvons à l'auscultation du cœur aucun signe anormal. Cet état dure deux jours, après quoi la chaleur du pied revient insensiblement jusqu'aux espaces inter-digitaux, les orteils seuls continuent à rester froids et présentent une teinte bleuâtre d'asphyxie.

Les progrès de l'asphyxie se continuent pendant les quinze jours qui suivent, en passant par toutes les phases de la gangrène humide, teinte noirâtre de plus en plus marquée, développement de phlyctènes remplies d'un liquide rougeâtre, enfin, chute des parties mortifiées ; l'escharre cependant n'est

pas aussi profonde qu'on aurait pu le croire, les tendons des extenseurs et l'extrémité des fléchisseurs sont disséquées, mais le squelette n'est pas atteint.

Les suites sont excellentes, la plaie se cicatrise assez vite ; le malade sort le 7 juillet, il peut être considéré comme guéri.

OBSERVATION IX

Typhus avec artérité. — Sphacèle de la face plantaire des orteils du pied droit. — Plaque de sphacèle de la face plantaire du pied gauche.

F... Sébastien, 33 ans, charretier.

Homme d'aspect herculéen, entre à l'ambulance le quatrième jour d'un typhus à allures très graves, à manifestations ataxo-adynomiques très prononcées : prostration intense entrecoupée de délire violent, incontinence d'urines et de matières fécales. A la poitrine râles de congestion et de bronchite, bruits du cœur sourds et mal frappés, mais réguliers, pas de souffles aux orifices.

La maladie suit son cours pendant lequel le pronostic se porte très sombre. Les accidents nerveux prédominent surtout.

Au quatorzième jour, disparition de tous les symptômes inquiétants, l'apyrexie apparaît.

Le douzième jour de la maladie, le malade se plaignant des pieds, nous les examinons et les trouvons tous deux froids et insensibles, le chatouillement des faces plantaires n'est pas senti quoique le patient dise éprouver des lancements atrocement douloureux. La face dorsale des deux pieds est le siège d'une vaste plaque echymotique rouge violette que l'on voit être produite par la rupture de plusieurs veines du réseau veineux superficiel.

Le cœur ne présente rien d'anormal à l'auscultation.

Pendant les deux jours qui suivent, les phénomènes locaux changent, la chaleur le mouvement et la sensibilité reviennent peu à peu dans les deux pieds, à l'exception cependant des orteils du pied droit qui se cyanosent de plus en plus, se couvrent de phlyctènes. Au bout d'une quinzaine de jours, alors que la convalescence s'est affirmée depuis longtemps déjà, toute la face plantaire des orteils sphacelée tombe, disséquant l'extrémité des tendons des fléchisseurs.

Au pied gauche, une plaque d'asphyxie persiste à la face plantaire, et bientôt une escharre se forme, et laisse par sa chute une plaie de cinq ou six centimètres de surface, et assez profonde pour laisser voir parfaitement disséqués les faisceaux musculaires du court fléchisseur des orteils.

Nous nous sommes donc trouvés en présence de quatre cas de gangrène qui ont évolué avec une gravité plus ou moins grande. Terrible chez A... en même temps que très rapide puisqu'elle entraîne la mort en quarante-huit heures ; très grave aussi chez C... puisque après l'avoir mis dans un état presque désespéré, elle entraîne finalement la perte totale d'un membre ; cette gangrène est relativement bénigne chez F... et chez M..., mais elle a retardé néanmoins de beaucoup le terme de la convalescence.

Mais ces gangrènes, considérées il n'y a pas encore si longtemps comme spontanées, nous en connaissons aujourd'hui parfaitement la véritable nature. Elles n'ont été que le dernier terme, le résultat d'une première lésion, et cette lésion, complication fréquente de la dothiénenterie son nom s'impose d'emblée, c'est l'artérite infectieuse. Les brusques symptômes du début, la douleur, le refroidissement du membre avec le phénomène d'anesthésie douloureuse, son impotence, le travail peu à peu envahissant de l'asphyxie locale, la chute finale des escharres font qu'il serait oiseux, croyons-nous, de s'arrêter à discuter le diagnostic.

L'interprétation de ces artérites est restée obscure pendant longtemps, Spillman encore, en 1880, disait, entrevoyant le premier le véritable processus de cette inflammation que jusque là on expliquait par la tendance très accentuée du sang à se coaguler spontanément dans les grandes fièvres. « Les gangrènes qui surviennent dans le typhus abdominal ou exanthématique, dans la fièvre intermittente, dans la fièvre puerpérale dans toutes les fièvres éruptives ou contagieuses, est d'une interprétation plus difficile que les autres ; ici, en effet, les embolies, les accidents inflammatoires sont provoqués par la cause même de la maladie, et les altérations de composition du sang ne font que pousser à la terminaison gangrèneuse. C'est le sang altéré dans son essence par des causes inconnues, septicémiques, infectieuses ou autres qui semble être la principale cause de la mortification des tissus. »

Spillman faisait donc déjà table rase de la vieille théorie de la formation des embolus par coagulum spontané. La véritable cause infectieuse de ces accidents était entrevue, il avait compris qu'une intoxication de nature mystérieuse encore était seule la véritable étiologie de ces artérites survenant au cours d'une maladie aigüe.

La pathogénie des lésions artérielles dans les maladies microbiennes, est un chapitre de médecine contemporaine qu'éclairent aujourd'hui la bactériologie et l'expérimentation ; avec les idées que nous nous faisons à l'heure actuelle sur l'infection, sur le rôle des microorganismes il est bien difficile de ne pas voir dans les artérites aigües un synonyme de lésions infectieuse. Au cours des maladies microbiennes, deux facteurs peuvent entrer en jeu pour adultérer le système vasculaire, aussi bien veineux qu'artériel d'une part ; l'élément figuré lui-même observé *in situ* dans des cas encore assez rares ; d'autre part les produits du microbe sur les éléments de la paroi, c'est-à-dire ses produits solubles, ses toxines. Chaque

fois qu'on a pu s'assurer de la fixation du microbe sur l'endar-
tère, chaque fois qu'il n'a pas été rencontré simplement dans
le courant sanguin qui l'entraine et qui est pour lui un séjour
défavorable, sa présence à coincidé avec de grosses lésions,
avec des épaississements néo-formés faisant saillie dans la
lumière du vaisseau au point d'en amener parfois l'oblitération. Une distinction cependant s'impose entre les vaisseaux
d'un calibre assez considérable pour posséder des vaso-vasorum, et les vaisseaux sanguins de très petit calibre. L'oblitération des très petits vaisseaux et spécialement des vaso-vasorum peut se faire, en effet, sans intervention de coagulation
fibrineuse ou de lésions épithéliales ; il se peut que les colonies
soient assez considérables pour créer de véritables embolies
microbiennes. C'est l'oblitération des petits vaisseaux soit par
ce procédé soit par un procédé plus complexe qui crée la lésion
initiale des gros vaisseaux sur la tunique interne desquels se
développent des végétations ou des thromboses ; ainsi oblité-
rés, ces petits vaisseaux amènent des troubles de circulation
considérables pouvant aller jusqu'à la nécrose. Lorsque les
vaso-vasorum viennent à être obstrués, il en résulte une diminution de l'apport des éléments nutritifs du côté de la tunique interne ; c'est alors que les cellules de revêtement épi-
thélial, diminuées dans leur résistance, ne remplissent plus
d'une façon complète leur rôle de protection, elles dégénèrent
peuvent se détacher, ou tout au moins ne jouissant plus de
leur puissance phagocytaire, se laissent envahir par les microbes chassés dans le sang. La lésion endothéliale permet
la formation d'un caillot plus ou moins oblitérant, caillot
dans lequel l'élément pathogène trouvera toutes les conditions
nécessaires à son développement et à sa pullulation. La
contamination de l'endothélium, peut se faire également par
un procédé inverse et la pénétration microbienne se faire des
couches externes vers la couche interne, l'agent infectieux che-

mine au travers de la paroi vasculaire jusqu'à l'épithélium qu'il attaque ainsi par sa face profonde.

Mais comme nous l'avons dit un peu plus haut, ce n'est pas seulement par lui-même que le microbe pourra agir, ce n'est pas seulement d'une façon traumatique qu'il exercera son action, c'est encore par le processus de fermentation qu'il occasionne, par les produits toxiques qu'il pourra secréter. Vis-à-vis de cette cause irritative la paroi artérielle réagira et nous aurons l'artérite : pour ne citer qu'un exemple à l'appui de ceci, nous savons que les lésions vasculaires sont de la plus grande fréquence dans la diphtérie où les recherches de Roux et de Yersin ont mis hors de doute que le bacille de Klebs-Lœffler reste absolument local, qu'il pullule à son point d'innoculation sans jamais se généraliser et qu'il n'agit que par ses produits solubles.

Il nous semble que d'autres facteurs, dans le cas particulier qui nous occupe, peuvent encore entrer en ligne dans l'explication des cas spéciaux de gangrène que nous avons rapportés. Chez nos quatre malades, nous avons observé une forme ataxo-adynamique intense, prouvant une intoxication profonde du système nerveux. Disons en passant que cette forme est relativement fréquente : nous avons eu l'occasion dans cette dernière épidémie de souvent la rencontrer, mais néanmoins nos quatre sujets l'ont présentée à un degré beaucoup plus grand que la majeure partie des autres malades. Le système nerveux n'aurait-il donc pas pu avoir une certaine action, une certaine prépondérance, sur l'évolution de ces accidents ? Nous savons que nous touchons ici à la question encore si obscure et si délicate de l'influence nerveuse dans la production des sphacèles, question que les recherches de Claude Bernard, Schiff, Charcot, Vulpian, Samuel, Hayem, Jaccoud n'ont pu encore résoudre, mais étant donnée, nous le répétons, la dépression nerveuse profonde de nos sujets pendant l'évolution

de leur maladie, n'avons nous pas le droit de nous demander
si l'influence exercée sur la nutrition par des nerfs à mauvais
fonctionnement, frappés temporairement par le poison, affaiblis
eux-mêmes par l'adultération probable de leurs vaisseaux
nourriciers, n'est pas venue s'ajouter à l'action des produits
solubres microbiens sur les artères elles-mêmes : si l'influence
des nerfs trophiques, subissant eux aussi l'empoisonnement
général, sur des tissus déjà mal nourris et peu résistants n'est
pas à considérer. N'a-t-on pas à tenir compte de l'influence
d'un cœur battant faiblement à cause d'une innervation
défectueuse ? Cet abaissement considérable de la tension
artérielle qui en résulte, et que nous avons constaté chez tous
nos malades, ne peut-il pas être pour le sang déjà prédisposé,
défavorablement par une pyrexie longue et prolongée, par
une modification chimique du plasma sanguin due aux toxines
une cause de coagulum plus prompt et plus facile ? Si l'on
peut mettre en doute la possibilité d'un caillot spontanément
formé, il est tout de même certain qu'il y a là tout au moins
une cause éminemment prédisposante : à la moindre paroi
retrécie ou enflammée, là où suivant la loi de Lanceraux, se
trouve la limite entre la force d'impulsion cardiaque et
d'aspiration thoracique, les agents infectieux circulant dans le
sang, ou le sang lui-même, auront des tendances à s'arrêter
et à former un caillot obturateur.

Ce sont là de simples hypothèses, qui ont besoin d'un sérieux
contrôle, mais que nous émettons, croyons-nous sans faire
preuve de trop de hardiesse, si nous pensons à la facilité de
production des escharres chez les malades atteints de myélite,
chez les ramollis cérébraux, chez les hemiplégiques, chez les
paralytiques généraux, si nous considérons la cause nerveuse
dystrophique des lésions du mal perforant plantaire et si nous
pensons aux plaques gangréneuses que l'on voit se produire
à la suite d'une contusion, d'une compression de nerf, toutes

causes qui suppriment la vitalité de ce nerf, comme les
expériences de Samuel, Weir-Milchell, Planet, nous l'ont
montré. De plus, l'étude des observations VI, VII, IX, nous
amène à remarquer qu'il y a eu chez ces trois sujets un certain
degré de symétric dans leurs attaques d'artérites. Chez A...,
à la mort, les deux membres inférieurs sont en voie rapide de
sphacèle : Chez C... (Ob. VII) il y a une première atteinte de
la jambe gauche, deux jours après, la jambe droite présente
pendant quelques heures des symptômes manifestes d'arterite
oblitérante : chez F... (Ob. V., IX) il y a refroidissement subit
et simultané des deux pieds, puis les symptômes s'amendent et
disparaissent même en grande partie de l'un d'eux ; donc, dans
ces trois cas, symétrie plus ou moins rapide, plus ou moins
persistante dans l'apparition de l'artérite. Or, il y a peu de
temps, Chanin, a étudié d'une façon particulière ce phénomène
d'attaques symétriques de gangrène dans les infections, il a
inspiré sur ce sujet une thèse à un de ses élèves, M. P...
Il démontre, que la raison de ces attaques symétriques, est
due à une atteinte très grave du système nerveux central dans
les maladies infectueuses.

Sur quatre-vingt seize malades traités à l'ambulance d'El.
Rettar, dans l'espace de quatre mois, nous avons constaté
quatre cas d'artérite. Ce chiffre est très fort, étant donnée,
comme nous l'avons montré au début de ce chapitre, la rareté
relative de cette complication dans les autres épidémies de
typhus. Cette remarque nous conduit naturellement à recher-
cher si il n'existe pas de conditions susceptibles de favoriser la
production de ces complications, et on se demande aussitôt si
l'eucombrement, la misère physiologique, les fatigues physiques, causes les plus ordinaires de l'éclosion des épidémies de
typhus ne créeraient pas, lorsqu'elles se trouvent réunies à un
plus haut degré chez les individus, une prédisposition de ces
individus à une évolution plus grave de la maladie à une

complication plus sérieuse. D'autre part, si nous admettons, comme nous le pensons qu'une des causes prédisposantes de ces gangrènes réside d'un côté dans un mauvais état quelconque des tuniques artérielles, et de l'autre, comme nous avons quelque raison de le supposer, dans une dépression générale du système nerveux, on peut se demander également si toutes les causes qui agissent d'une façon ou d'une autre, sur l'un de ces deux facteurs, alcoolisme, âge, syphilis, arteriosclorose, arthritisme, surmenage, privation, ne doivent pas être de préférence incriminées.

Les observations que nous avons recueillies à ce sujet ne peuvent nous fournir que des indications incomplètes.

Chez le malade qui fait le sujet de notre Observation VI, nous avons constaté dès son entrée, une artério-sclérose généralisée : artères flexueuses en tuyau de pipe, âge relativement avancé ; ses artères étaient donc en état d'infériorité manifeste, prédisposées au suprême degré à l'inflammation, à l'oblitération. Son état général devait être bien mauvais quand il fut terrassé par la maladie. Il est bien possible aussi que ses reins fonctionnaient mal, quoique nous n'ayons pas pu l'interroger à ce sujet, et que cette supposition n'ait pas été confirmée ni par l'examen des urines trouvées normales, ni par la nécropsie non pratiquée. Nous n'avons rien pu savoir de ses antécédents, au sujet de l'arthritisme et de l'alcoolisme, mais comme beaucoup de gens de sa race, il devait se priver et n'obéir à aucune loi d'hygiène. Nous n'avons rien relevé sur le corps qui puisse faire songer à la syphilis. Quoi qu'il en soit, cet homme par son peu de résistance physique, par son état général très précaire, par son artério-sclérose, offrait à l'infection une merveilleuse proie. Chez lui, il se produisit une marche si rapide dans l'évolution de cette asphyxie, une généralisation si grande, que nous eu fûmes saisis.

Par contre, aucune de ces conditions fâcheuses, semble-t-il

n'existaient chez C... (Obs. VII). Sujet jeune, robuste, se défen-
dant de tout antécédent syphilitique et éthylique, ne présentant aucune trace de l'arthritisme, il semblait devoir résister
victorieusement.

Peut-être chez lui pourrait-on invoquer le surmenage physique, et un peu de misère physiologique, quoique son état
général ne permettait en aucune façon cette dernière supposition, et quelques accès de malaria antérieurs. Et pourtant
ce malheureux, sans aucune raison apparente fut frappé bien
cruellement. Bien mieux pour lui, eut valu la mort, que la
misère navrante qui le tient aujourd'hui.

F... et M... (Obs. VIII et IX), présentaient à peu près le
même âge, tous deux vigoureux, surtout F..., ils ont accusé
quelques excès de boissons : M..., en outre, comme beaucoup
d'Arabes, pouvait être suspect de syphilis, quoique interrogé
à ce sujet, il ne nous ait rien dit d'affirmatif, et que nous
n'ayons trouvé sur lui que des stigmates insuffisants. Ils ne
présentaient pas de signes d'artério-sclérose, mais ils étaient
entachés de malaria.

Si donc nous considérons que la grande majorité de nos
malades, a été constituée, comme c'est la règle dans ces épidémies de typhus, par des vagabonds et des miséreux de toutes
nationalités et de tout âge, que parmi eux nous avons relevé de
nombreux cas d'éthylisme, de syphilis avérée, de surmenés,
de débilités physiques à tous les degrés d'arthritiques manifestes, nous serons en droit de conclure, qu'en face du chiffre
relativement peu élevé des malades frappés par les complications que nous avons étudiées, il n'est pas possible d'affirmer
qu'une tare quelconque, à l'exception peut-être de l'artério-
sclérose, crée une prédisposition particulière à ces complications d'artérite aigüe.

Phlébite.

Le typhus avec phlébite semble être d'une extrême rareté. Tous les auteurs de traités généraux, sur cette infection admettent cependant la possibilité de cet accident particulier ; mais aucun d'eux n'en rapportent des observations probantes. Il en est de même des médecins qui ont étudié les épidémies particulières qu'ils ont pu suivre. Pour nous, nous ne connaissons que Murchison et avec lui deux ou trois auteurs anglais qui aient observé des cas très rares, il est vrai, mais évidents, semble-t-il, de typhus avec phlébite.

« Pendant la convalescence, dit Murchison, une affection des extrémités inférieures se développe parfois qui ressemble étroitroitement à ce que l'on connaît sous le nom de plegmatia alba dolens, ou jambe blanche. Pendant dix années, sur huit cents cas admis au *London teve Hopital* on ne l'a notée qu'une seule fois. Maclagan la nota deux fois sur 1856 cas à Dundee, Perry, cependant analysant 1096 malades traités, la releva un plus grand nombre de fois ».

C'est là, tout ce que nous trouvons de relatif à cette complication par conséquent extrêmement rare puisque la moyenne de sa fréquence est de 1/800. D'après Tweedie, médecin irlandais, elle était autrefois plus commune alors qu'on pratiquait la saignée sur une plus large échelle : « Il est probable, écrit encore Murchison, fortement étonné de cette affirmation, que l'on trouve dans la suppression de la saignée une explication à la rareté relative de cette complication, car, de même que l'on rencontre la phlébite chez les accouchées quand la délivrance a été suivie d'une forte hémorragie utérine, de même cet accident devait être fréquent lorsqu'on faisait subir au malade une assez grande déperdition de sang ». La bactériologie, aujourd'hui, nous a appris que telle n'est pas la cause exacte de la fréquence des phlébites à la suite de l'opération de la phlébotomie, et nous nous expliquons, nous comprenons même l'infection très habituelle de la veine avant la découverte admirable de l'asepsie.

Nous avons eu l'occasion d'observer au cours de cette dernière épidémie, un cas de phlébite de la veine saphène interne gauche, survenue vers le quinzième jour de la maladie, c'est-à-dire vers le début habituel de la convalescence.

OBSERVATION X

Typhus avec phlébite du membre inférieur gauche.

M. ben Saïd, 78 ans, entre à l'Ambulance le 8 avril, amené d'urgence par le service de l'Hygiène. Cet indigène provient d'un immeuble qui a fourni jusqu'à ce jour un contingent assez élevé de malades.

Etat semi-comateux, insensibilité des séguments. Eruption typique généralisée et très abondante. Légère injection des conjonctives. Temp. 40°. Pouls : 128 petit, régulier. Battements du cœur sourds, rien aux orifices, rien aux poumons. La seroréaction pratiquée, reste négative.

9-10 avril. Même état général, conjonctives plus injectées, pouls très rapide, un peu irrégulier, comptant 152. Température oscillant entre 38° et 39°. Incontinence urinaire et fécale.

11. Le malade semble sortir un peu de sa torpeur. La sensibilité est moins obscure ; il paraît s'intéresser aux choses extérieures. Pouls : 120, le cœur reste à peu près en bon état, ainsi que l'état des poumons.

12. L'état général s'améliore tant soit peu. La température tombe à 36°. Le malade commence à parler, mais d'une manière incohérente et sans suite. Plus de paralysie des sphincters. Pouls : 112.

13, 14, 15, 16, 17, 18. L'état général s'améliore très douce-
ment, l'éruption pâlit, les conjonctives sont moins injectées. Le
pouls bat entre 120 et 112. La température oscille constamment
entre 37 et 39 sujette aux variations les plus imprévues. Le 18,
le malade commence à se plaindre d'une douleur vive dans la
cuisse gauche ; le membre, cependant, ne révèle rien d'anormal.

19. La température remonte à 39°. Le membre inférieur
gauche, très douloureux, s'œdématie manifestement. L'état
général, cependant, se maintient assez bon.

20. Le malade se plaint de douleurs violentes, il ne peut
remuer sa jambe sans souffrir atrocement. Le membre est très
très œdématié, présente un volume double de l'autre, entièrement blanchâtre. Température 39°. Pouls comptant 112.

Le diagnostic de phlébite ne fait aucun doute. Nous immo-
bilisons le membre entier dans une gouttière après un enve-
loppement ouaté. L'état général est assez précaire sans pourtant
devenir inquiétant. De fréquents accès de fièvre se montrent,
sans paraître avoir d'autres causes que sa nouvelle infection.
Ils ne cèdent pas sans l'influence de la quinine administrée à
plusieurs reprises. La convalescence se fait avec une grande
lenteur, retardée par l'apparition d'une multitude de collection
purulentes dont quelques-unes très vastes, dans lesquelles nous
trouvons des colonies pures de staphylocoques, les prépara-
tions microscopiques ayant été faites par notre Maître le
docteur Soulié. Le malade reste à l'Ambulance jusqu'au 26
juin, c'est-à-dire après un séjour de deux mois et demi, il
nous quitte, guéri de ses divers accidents mais encore bien
cachectisé.

La preuve de l'origine infectieuse de la phlébite est
aujourd'hui faite, mais la maladie n'agit pas toujours seule
pour produire la lésion veineuse ; nous voulons dire par là,
que ce n'est pas d'une façon exclusive, le microorganisme

pathogène qui se localise au niveau de la veine, quoiqu'il en soit parfois ainsi, puisque Vidal a trouvé des streptocoques pyogènes dans la phlegmatia puerpérale, et Chantemesse et Vaquez, le bacille de Koch dans deux cas de phlébite chez les tuberculeux. Mais ce n'est pas la règle habituelle, ce sont des microorganismes vulgaires, microbes de la suppuration, staphylocoques, streptocoques. C'est là ce qui s'est passé très certainement pour notre malade, car nous n'avons pas été en présence d'une phlébite typhique pure.

Les grandes oscillations de la température survenant après une première apparition d'apyrexie complète, nous prouvent que notre malade a fait au moment même où sa convalescence allait s'affirmer, une véritable pyémie dont le premier accident révélateur bruyant a été la phlébite ; elle a continué ensuite a se manifester par des accès de fièvre fréquents avec intervalle d'apyrexie, par la production sur les différentes parties du corps d'une grande quantité d'abcès plus ou moins profonds, plus ou moins vastes dans le pus duquel, l'examen bactériologique a démontré la présence des microbes pyogènes ordinaires à l'état de pureté.

Une phlébite typhique se serait conduite, croyons nous, d'une autre manière. D'abord, Murchison prétend qu'elle survient sans douleur, insidieusement ; tel n'a pas été le cas : ensuite, il ne serait très probablement pas survenu d'abcès, car le bacille typhique dans ses manifestations ordinaires ne se révèle pas comme pyogène ; en admettant même la possibilité pour lui de produire des collections purulentes, non seulement nous n'aurions pas du trouver de staphylocoques, mais encore nous n'aurions du rien voir, puisque nos procédés actuels de recherches ne nous permettent pas de révéler ce microbe spécifique ; notre pus aurait du nous paraître aseptique.

Peut-on penser à la possibilité d'une association du bacille typhique avec un microbe ordinaire de la suppuration ? C'est

peu probable, et en tous les cas bien impossible à prouver ;
aussi à notre avis, au lieu de faire mille suppositions invrai-
semblables sans résultat aucun, il est plus sage de recourir à
l'explication la plus simple et qui vient immédiatement à l'es-
prit : admettons, comme c'est du reste le cas le plus ordinaire
et comme cela se produit très fréquemment pour la phlébite
de la dothiénentérie, que nons nous sommes trouvés en présence
d'une vulgaire complication d'infection secondaire.

Quelle en a été la porte d'entrée ? Nous savons qu'elle est
parfois bien difficile à trouver, et que la plns petits éraflure, la
plus légère excoriation peut devenir une voie ouverte aux
microbes ; nous croyons cependant que pour le cas particulier
une petite escharre de position constatée à la région sacrée,
vient expliquer suffisamment comment la staphylocoque a pu
s'introduire dans l'organisme de notre sujet,

CONCLUSIONS

———

Etant donné, le génie spécial et distinct de chaque épidémie, peut-être nous exposerions nous à paraître téméraire et hardi en voulant tirer de ce travail des conclusions bien nettes et définitives. Aussi nous bornerons-nous à constater que l'importance des phénomènes cardiaques dans le typhus exanthématique a été, sans doute bien des fois exagérée et que l'on a souvent appelé à tort myocardite de simples troubles passagers qui dans cette infection existent à peu près constamment : la déchéance réelle du muscle cardiaque serait au contraire relativement peu fréquente, quant aux accidents portant sur l'endocarde et le pericarde, on peut les passer à peu près sous silence tant leur rareté est grande.

Les accidents vasculaires nous semblent devoir être pris en plus grande considération que celle qui leur a été accordée jusqu'à présent. Ils constitueraient dans certaines épidémies une des complications redoutables de la convalescence : l'artérite serait à craindre d'une façon particulière, La phlébite typhique nous paraît se produire très rarement. A part l'arterio-sclérose qui, sans aucun doute est une cause éminemment favorable à la production des artérites, aucune tare du malade, aucun symptôme se produisant dans le courant de la maladie, ne nous permettra de prévoir l'apparition probable d'une telle complication.

INDEX BIBLIOGRAPHIQUE

STOKES. — Traité des maladies du cœur et de l'aorte.

GRIESINGER. — Traité des maladies infectieuses.

BARAILLIER. — Du typhus exanthématique.

MAURIN. — Le typhus exanthématique ou pétéchial.

JACQUOT. — Du typhus de l'armée d'Orient.

TROUSSEAU. — Cliniques médicales.

NIELLY. — Article « Typhus » in dict. Dechambre,

SPILLMAN. — Article « Gangrène » in dict. Dechambre et
Revue de Médecine 1896.

LEVERAN ET TESSIER. — Pathologie Médicale.

HUCHARD. — Maladies du cœur et des vaisseaux.

BATTAREL. — Thèse de Paris, 1872.

MERTZ. — Thèse de Paris, 1872.

L. BAUMÉ. — Thèse de Paris, 1892.

COMBEMAL. — Revue de Médecine, 1893.

MARIVINT. — Thèse de Lille, 1894.

DE BRUN. — Revue de Médecine, 1894.

WILCOQ ET VOIMANT. — Revue de Médecine, 1894.

ROUQUET. — Thèse de Montpellier, 1894.

GOINARD. — Thèse de Lyon, 1895.

CABANES H. — Thèse de Montpellier, 1896.

Riffé. — Thèse de Paris, 1896.

Thoinot. — Article « typhus » in traité Médecine Charcot-Bouchard et article « Maladies du cœur ».

Ættinger. — Maladies des vaissaux in « Traité Médecine » Charcot-Bouchard.

Murchisson. — Le typhus exanthématique traduction Thoinot, 1898.

Vaquez. — Maladies des vaisseaux in « Traité Médecine » Debove et Achard.

L. Therèze. — Des Vascularites in « Revue de Médecine » Octobre, 1898.

www.ingramcontent.com/pod-product-compliance
Lightning Source LLC
Chambersburg PA
CBHW032304210326
41520CB00047B/1923